大家好，我是一颗乳牙。人体内有很多很多器官，但其中能"换岗"的，牙齿是"独一份"。

辛苦啦！
轮到我啦！

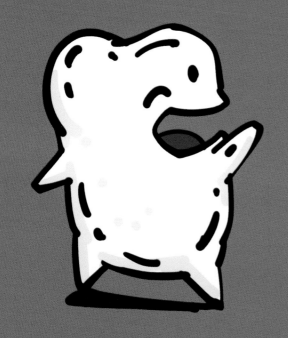

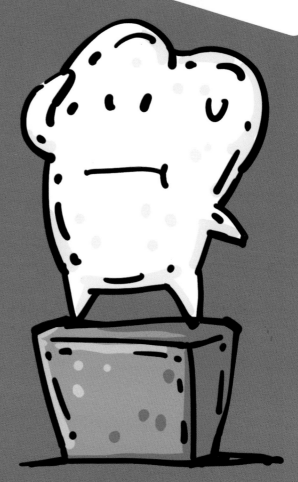

人的一生总共有两副牙齿，先萌出的是乳牙，之后被替换为恒牙。

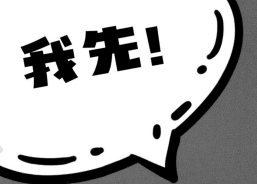

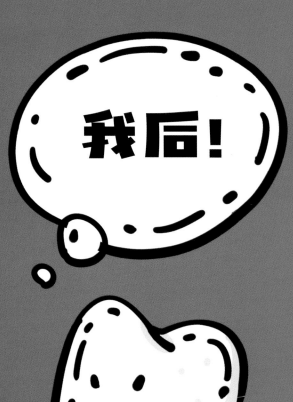

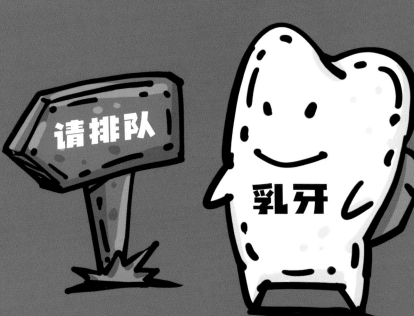

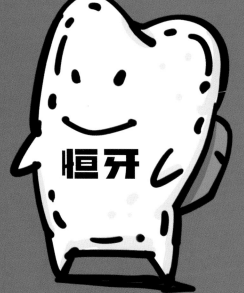

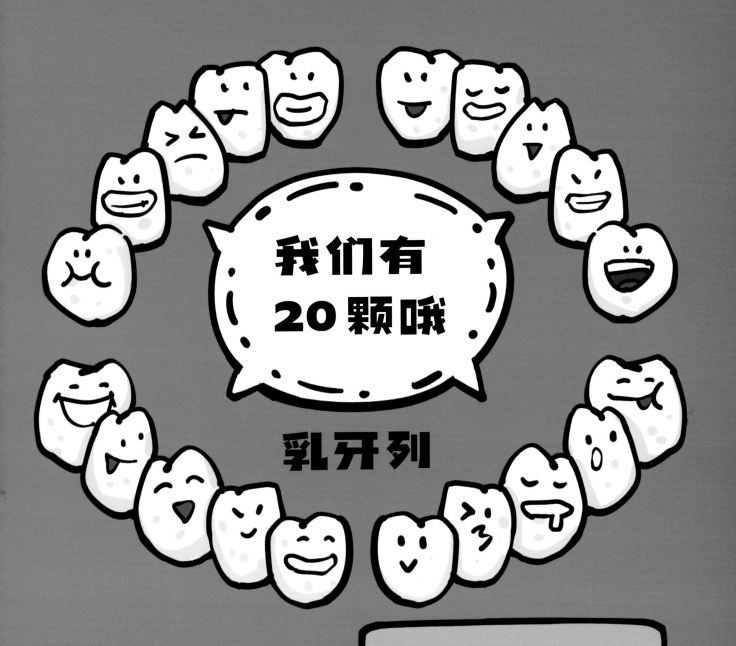

我们有
20 颗哦

乳牙列

这第一副牙齿，称为乳牙列，
由20颗乳牙排列而成。

3

接下来，就让我介绍一下我和我的伙伴们吧。我们是和宝宝一起来到这个世界的，只不过一开始，我们悄悄地躲在牙龈下，不让大家看见。

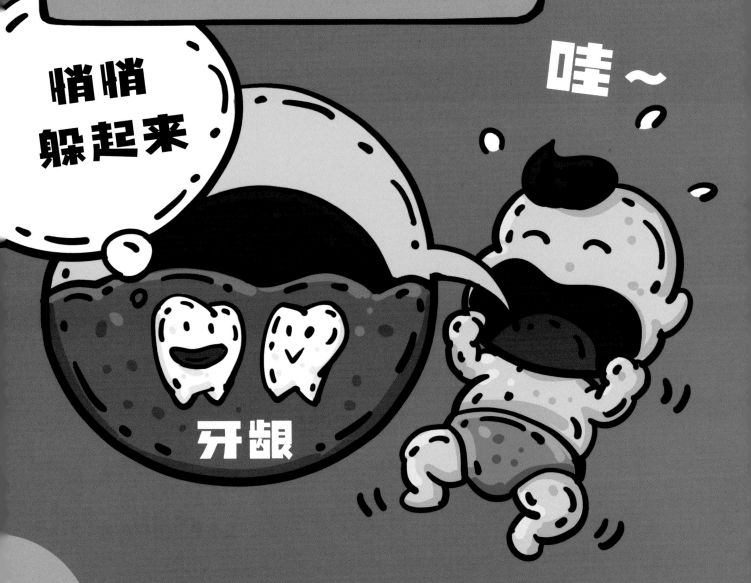

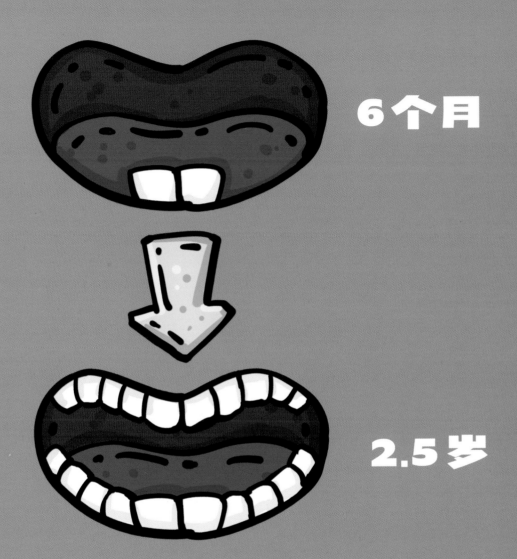

6个月

2.5岁

宝宝6个月左右，我们陆续萌出，直到宝宝两岁半左右全部长齐。

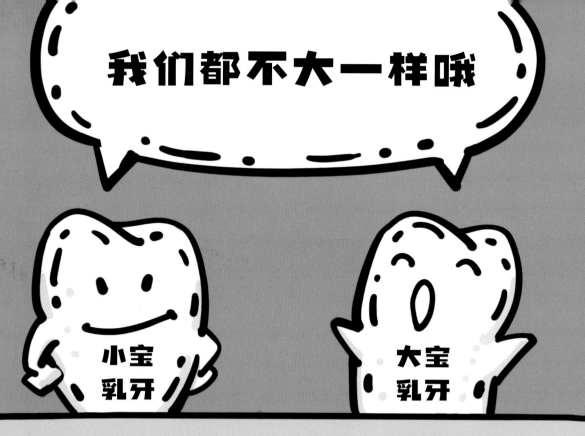

我们都不大一样哦

小宝
乳牙

大宝
乳牙

每个孩子的乳牙萌出时间和顺序会有一些不同。一般来说，下颌先于上颌，左右两侧同名对称的乳牙同时萌出。宝宝6个月的时候，下颌乳中切牙，也就是下面正当中的两颗牙齿萌出。8~12个月龄时，上颌乳中切牙，也就是上颌正当中的两颗牙齿萌出。到1岁左右，宝宝会拥有8颗萌出的门牙。1岁到1岁半时，孩子的乳磨牙和乳尖牙会相继萌出，萌出顺序不固定，有的孩子先萌出第一乳磨牙，有的孩子先萌出尖牙。宝宝2岁半时，第二乳磨牙会相继萌出，20颗乳牙全部出齐，上、下颌各有10颗。

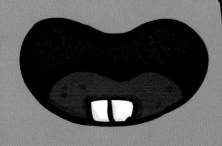

6个月

乳牙萌出
时间顺序

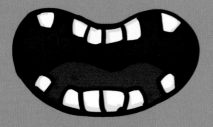

18个月

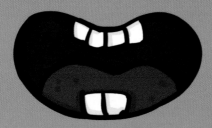

9个月

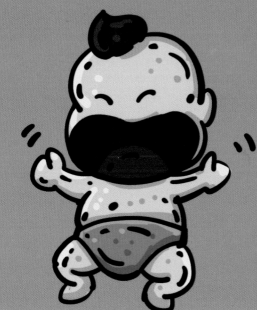

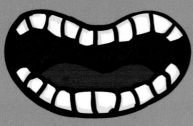

2岁

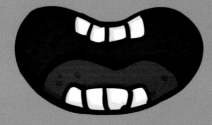

12个月

2.5岁

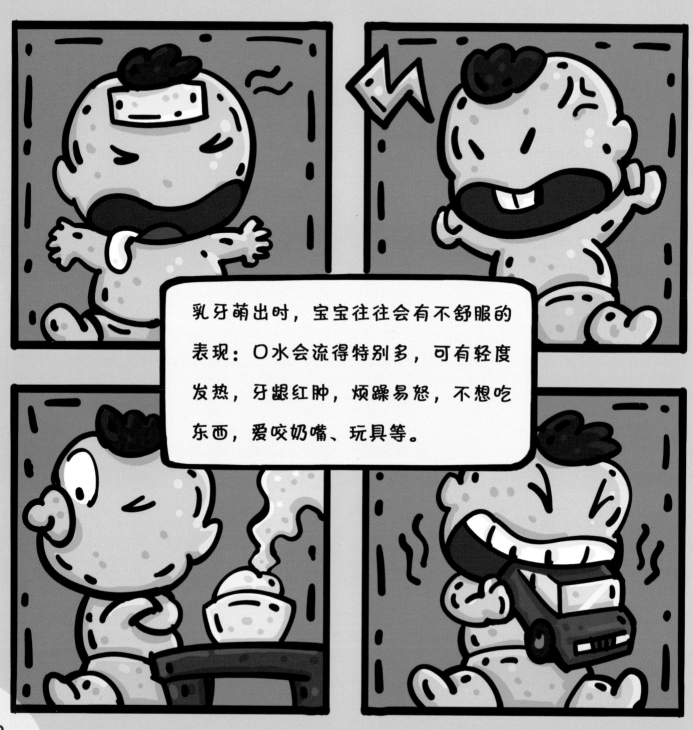

乳牙萌出时，宝宝往往会有不舒服的表现：口水会流得特别多，可有轻度发热，牙龈红肿，烦躁易怒，不想吃东西，爱咬奶嘴、玩具等。

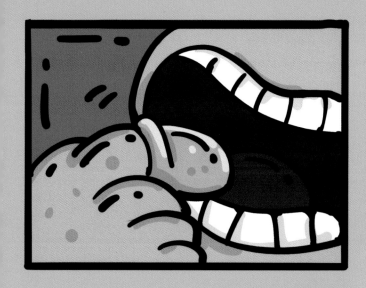
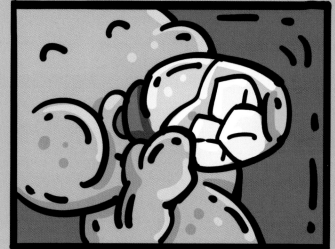
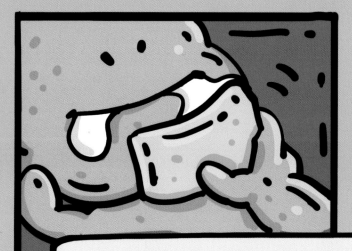
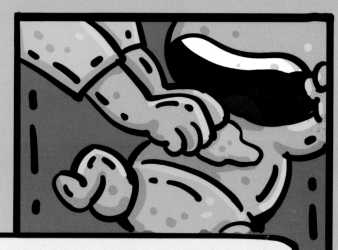

家长们可以用干净的手指（或戴上手指套）轻轻地给宝宝按摩牙龈；给宝宝吃一些凉爽的食物；用沾水的软毛巾擦去宝宝的口水，涂少量婴儿润肤露防止皮肤皲裂。

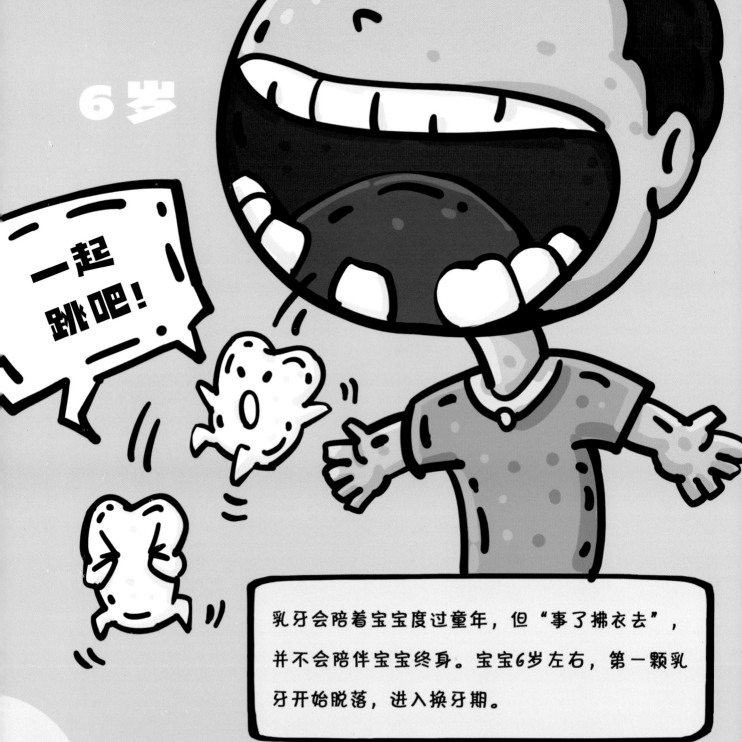

乳牙会陪着宝宝度过童年，但"事了拂衣去"，并不会陪伴宝宝终身。宝宝6岁左右，第一颗乳牙开始脱落，进入换牙期。

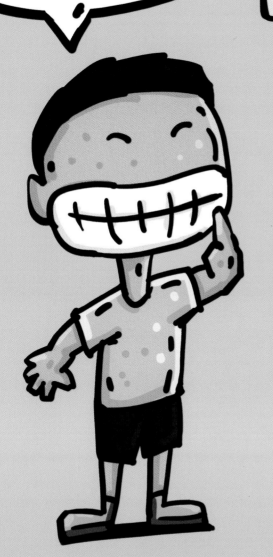

我牙齿都换好了哦

换牙期从6岁开始一直到14岁左右，有的孩子到12岁左右就可以完成换牙任务。

慢慢长大

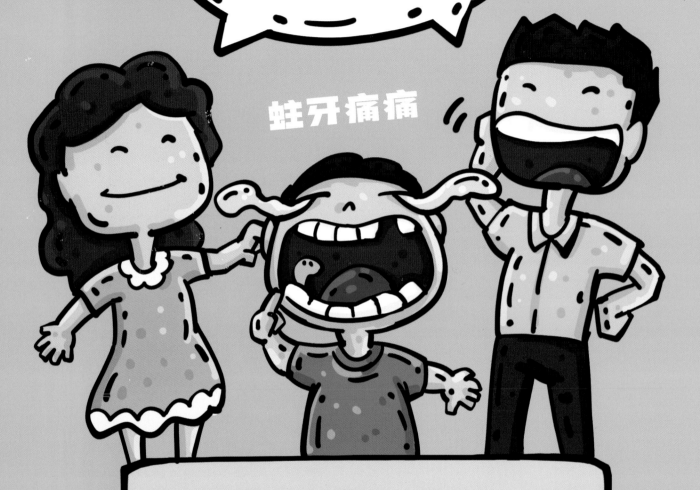

很多父母觉得反正乳牙能换，就算蛀坏了，也不要紧，等宝宝将来换恒牙就没事了。这种想法看似有点道理，实际上绝不是这么回事。

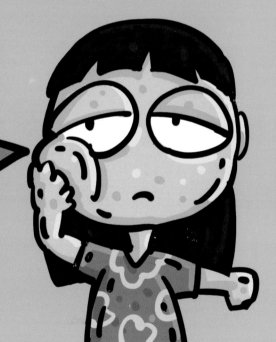

我受伤了
影响可大了

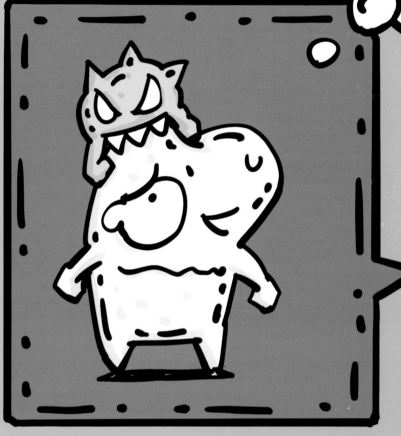

乳牙承担着许多重要的功能，如果乳牙出了问题，对宝宝的生长发育是有影响的。

首先，乳牙的咀嚼作用能帮助宝宝磨碎和消化食物，有利于孩子的营养和健康，还能促进颌骨发育。

吃东西就靠我了！

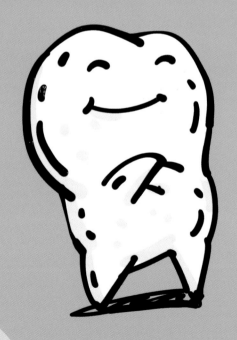

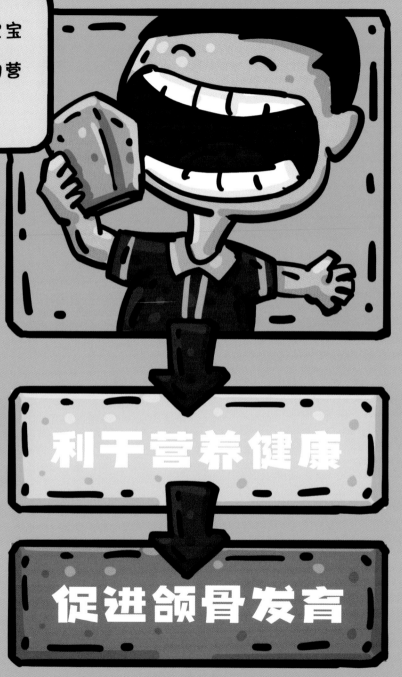

利于营养健康

促进颌骨发育

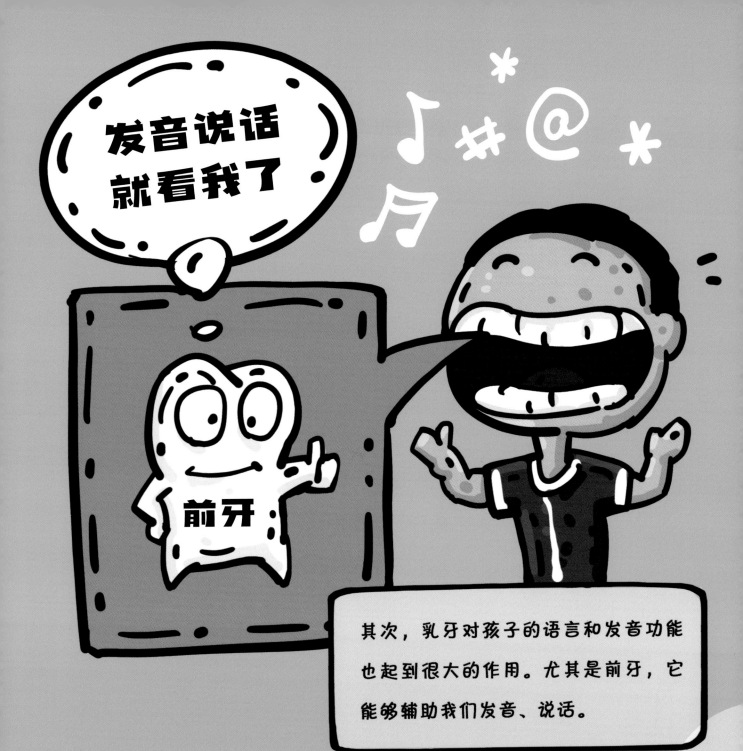

发音说话就看我了

前牙

其次，乳牙对孩子的语言和发音功能也起到很大的作用。尤其是前牙，它能够辅助我们发音、说话。

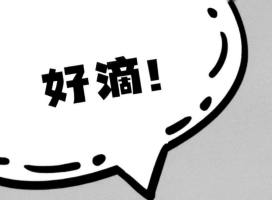

而且，每颗乳牙下方，都有一颗正在发育的恒牙，健康的乳牙能够引导恒牙正常地萌出和排列。

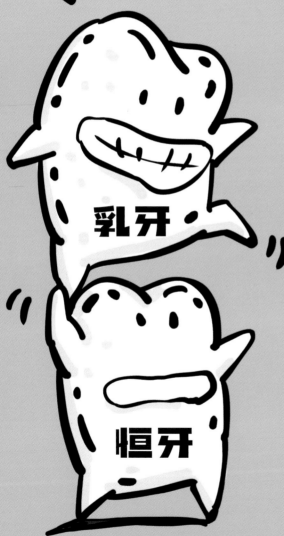

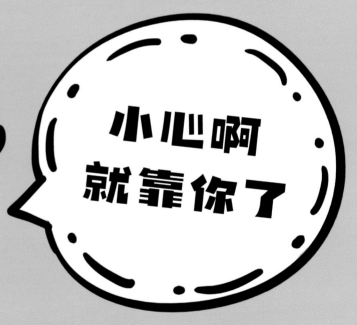

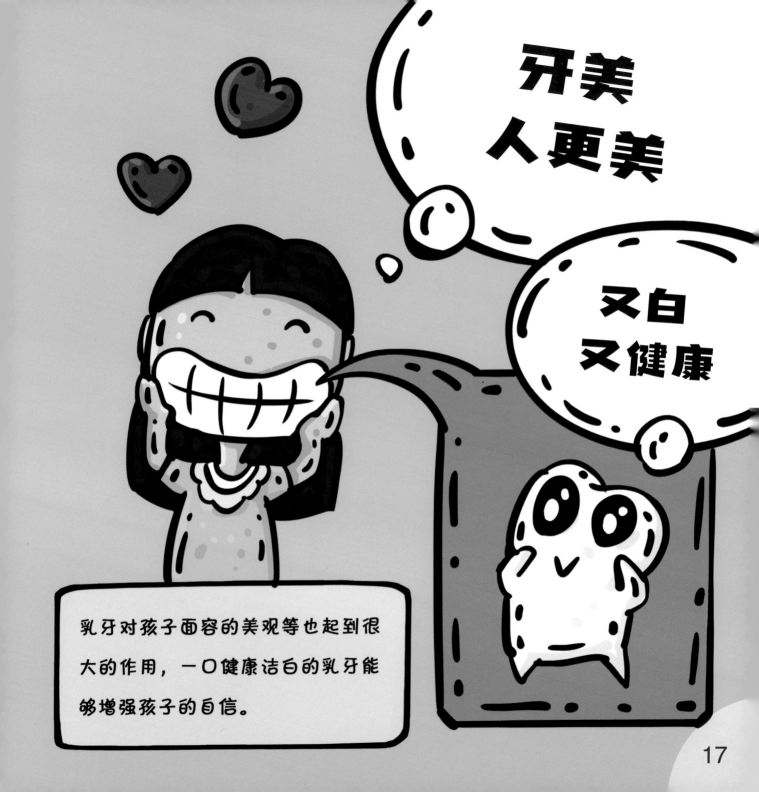

乳牙对孩子面容的美观等也起到很大的作用，一口健康洁白的乳牙能够增强孩子的自信。

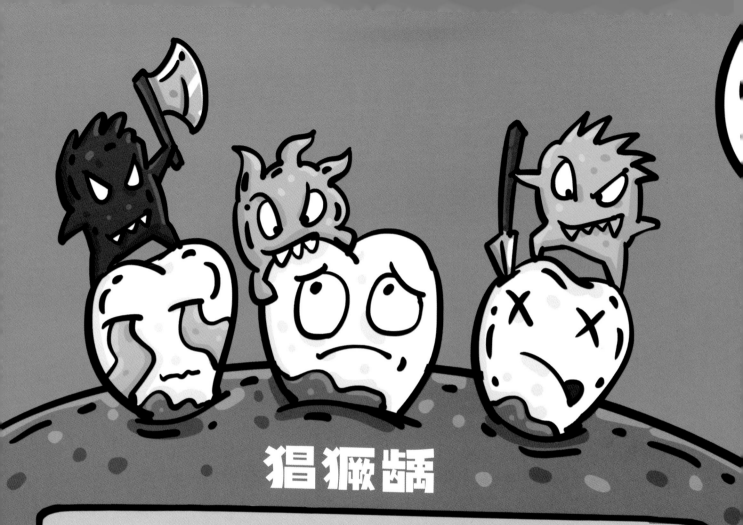

猖獗龋

虽然乳牙陪伴宝宝的时间不长，但我们依然不能忽视它身上所发生的问题。比如：乳牙龋坏（蛀牙）就是最常见的问题，乳牙的硬组织较薄、钙化程度低、耐酸能力差，在口腔致龋因素作用下，极易患龋，且进展快，很容易引起牙髓神经的感染。有的儿童口腔中许多牙齿在短时间内都被龋坏，变成黑黑的小牙根，医学上称为"猖獗龋"。

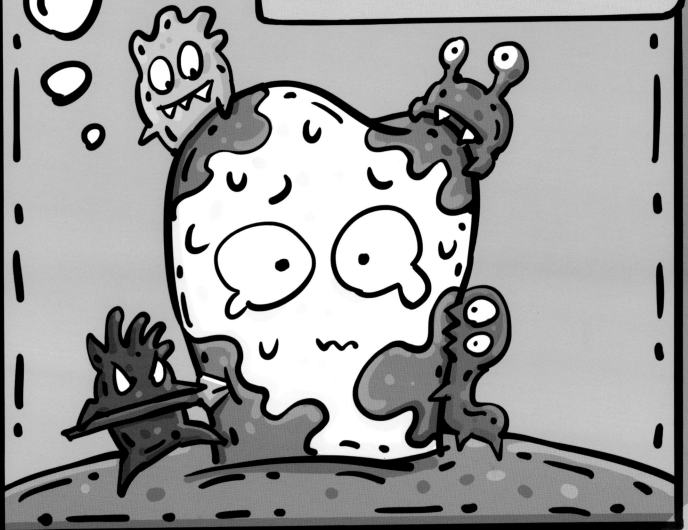

惨不忍睹

乳牙的龋损可呈多发性、广泛性。口腔中可同时出现多个牙齿的龋损，或一个牙齿上有多个牙面龋损，有些牙齿的牙釉质广泛剥脱，使牙齿的原有形态消失。

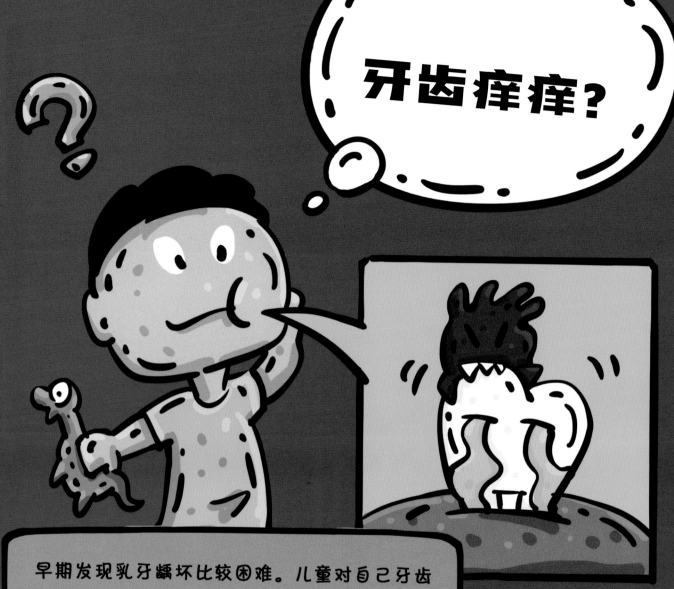

早期发现乳牙龋坏比较困难。儿童对自己牙齿的症状很难准确表述，而且乳牙牙髓神经敏感性不如恒牙，出现的疼痛和不适常在孩子玩耍时被遗忘，从而错过失去早期治疗的时机。

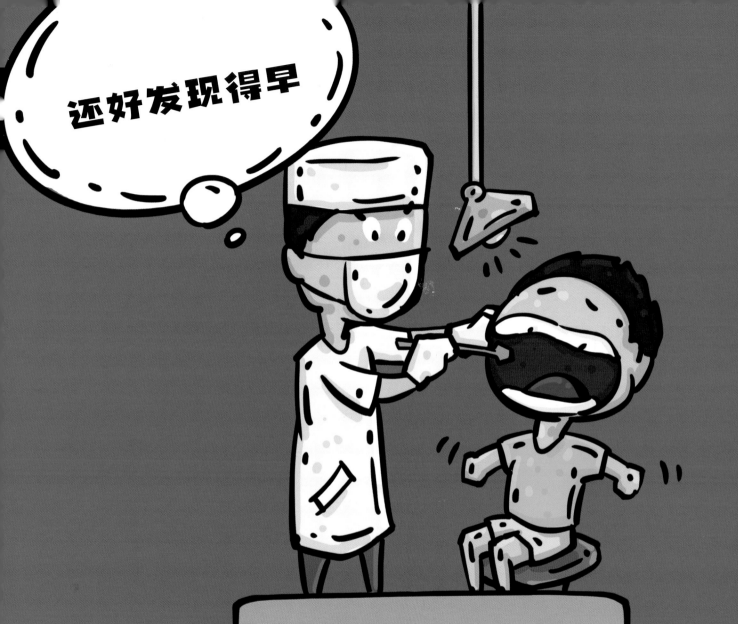

所以，儿童定期检查口腔十分必要。一方面可以进行口腔保健咨询，另一方面可以早期发现龋病、早期治疗。

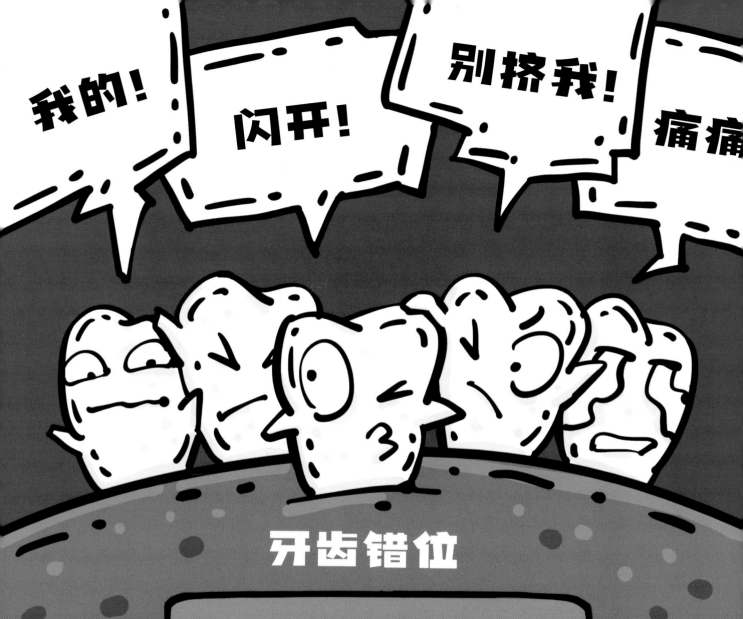

牙齿错位

另一个父母们关心的问题是，乳牙需要矫正吗？能矫正吗？其实，部分牙齿错位可能会引起颌面部发育异常，越早干预越好。

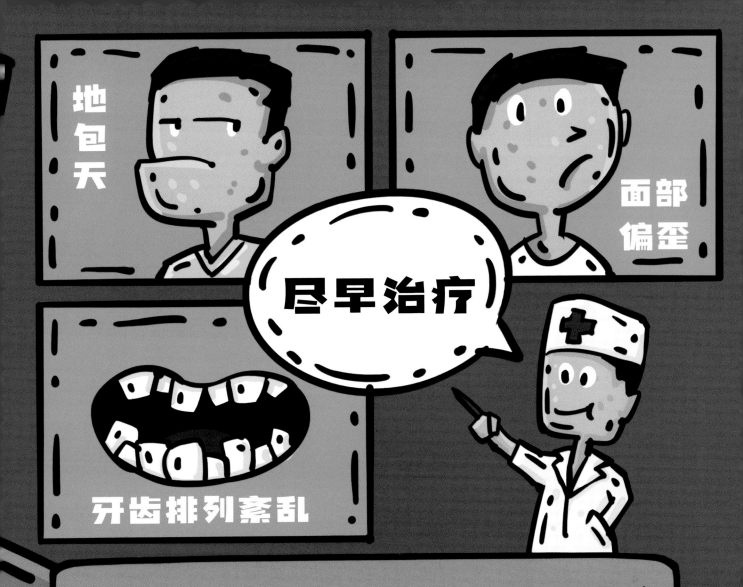

乳牙反颌（俗称"地包天"）会导致上颌骨发育不足、下颌骨过度发育，长大后呈"新月形面容"；个别牙齿错位可导致孩子习惯性偏侧咀嚼，引起面部偏歪；乳磨牙过早龋坏脱落会导致后牙前移、牙齿排列紊乱等，这些问题都要早点开始治疗。

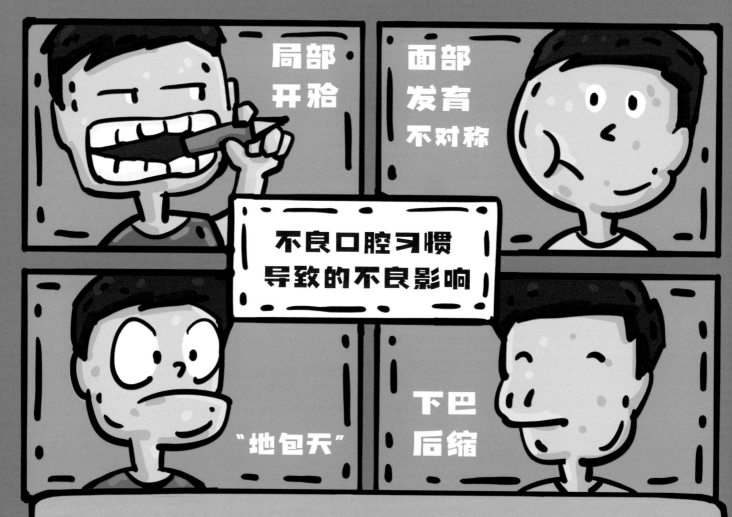

除牙齿外，一些幼年时期的不良口腔习惯也会导致孩子牙齿不齐、脸型难看。比如：出牙后还继续吸吮手指、啃咬铅笔等，会导致局部开殆；偏侧咀嚼会使面部发育不对称，中线偏移；咬上、下唇会限制上、下颌骨发育，从而出现"地包天"或下巴后缩等问题。父母们一旦发现孩子有这些不良口腔习惯，要及时纠正，越早干预，对颌骨发育的影响越小。

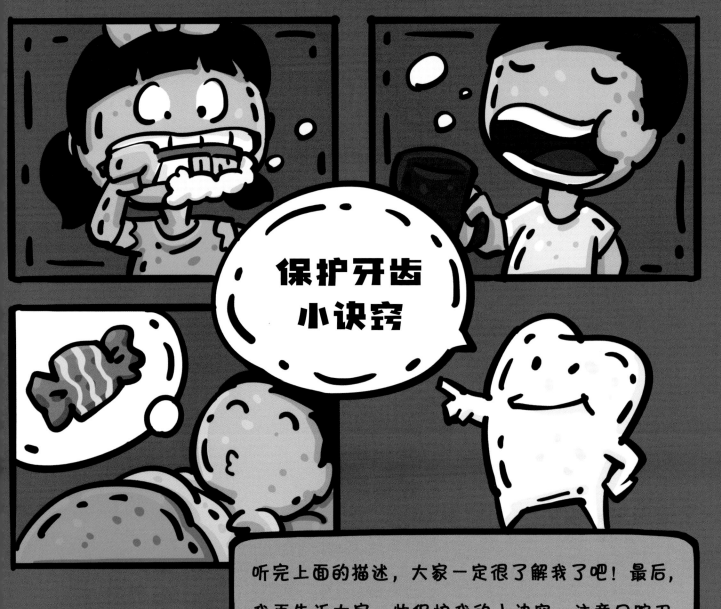

听完上面的描述，大家一定很了解我了吧！最后，我再告诉大家一些保护我的小诀窍：注意口腔卫生，早晚刷牙，饭后漱口，增强牙齿和牙龈的抵抗力，同时还要养成睡前少吃甜食的习惯。

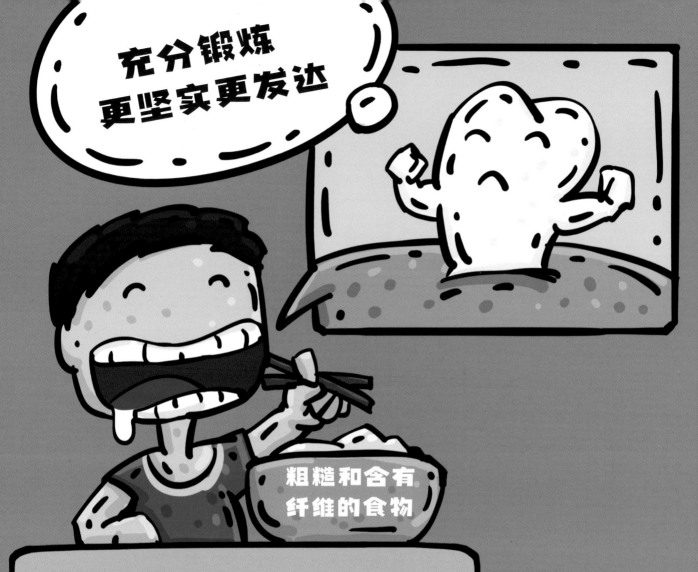

吃饭不挑食，多吃粗糙和含有纤维的食物，因为这些食物需要充分咀嚼。正常的咀嚼功能对牙齿的发育和颅面骨骼的增强起着生理性刺激作用，可使牙齿更发达、骨的结构更坚实。

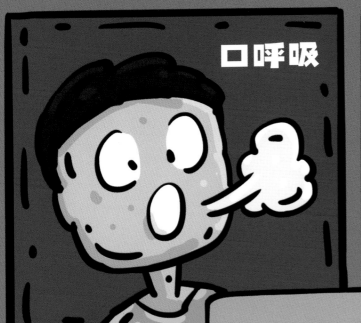

口呼吸

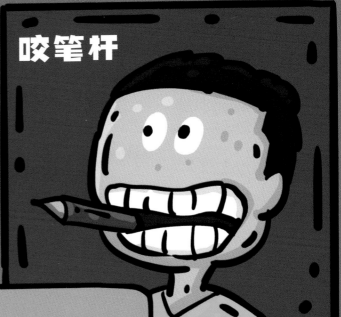

咬笔杆

纠正口呼吸、咬手指、咬笔杆
等不良习惯，定期检查。

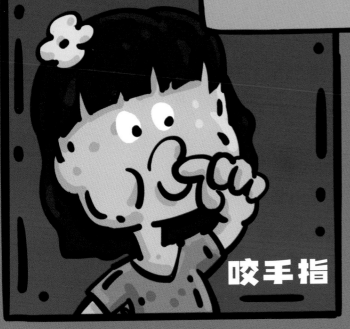

咬手指

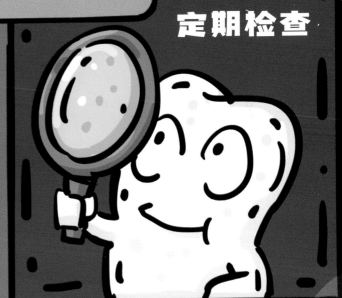

定期检查

"器官宝宝有话说" 系列医学科普绘本(二)

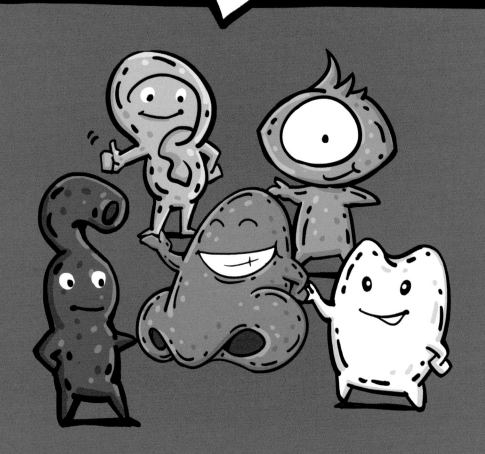

徐汇区科普创新项目资助
项目编号：xhkp2021006

上海科学技术出版社

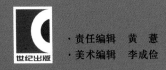世纪出版

· 责任编辑　黄　蕙
· 美术编辑　李成俭

五官宝宝有话说 之

乳牙家族：最爱"洗刷刷"

　　很高兴看到"器官宝宝有话说"系列绘本（二）的出版，这次，孩子们可以看到自己熟悉的眼亮亮、耳聪聪、牙宝宝、咽喉兄弟轮番登场，还将跟着书中的小主人公探索神秘的鼻子之旅。从上一季的透视心、肝、胃、大小肠和骨骼，到这一季的深入了解五官，希望小读者们在与萌萌的器官宝宝对话中，掌握更多健康科普知识！

——中国科学院院士、复旦大学附属中山医院院长　樊　嘉

　　人体实在太精妙、太神奇了！希望小朋友们通过新一季的"五官宝宝有话说"，探索它们精妙的构造，了解其工作的原理，从而更好地保护它们。第二季延续了可爱幽默的画风，还配有软萌童真的"五官宝宝"声音，帮助孩子们愉快地遨游在医学知识的海洋里。科普从娃娃抓起，希望该系列绘本将一颗颗健康和医学的种子埋进孩子的心中。

——中国科学院院士　葛均波

上海科学技术出版社

五官宝宝有话说 之

耳聪聪：对称的双胞胎

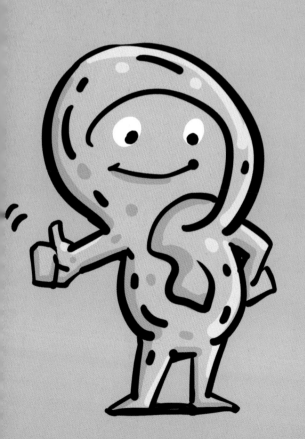

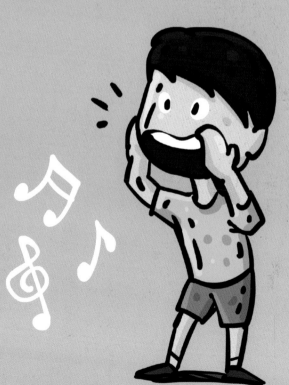

扫一扫 听绘本

图书在版编目（CIP）数据

五官宝宝有话说. 1，耳聪聪：对称的双胞胎 / 齐
璐璐主编. -- 上海：上海科学技术出版社，2022.9

（"器官宝宝有话说"系列医学科普绘本. 二）

ISBN 978-7-5478-5783-0

Ⅰ. ①五… Ⅱ. ①齐… Ⅲ. ①五官科学－少儿读物②
耳科学－少儿读物 Ⅳ. ①R76-49

中国版本图书馆CIP数据核字(2022)第150039号

主 编：齐璐璐

副主编：冯 颖 赵文跃

漫 画：杜俊君

编 委：谢晓凤 沈旻倩 王 庆 蒋怀礼 李光耀 尤 丹
　　　　郑丹萍 高 菊 金晓璐 张欣迪 朱 依

声音演绎：李阅凡 郑宇彤 朱涵彬 于星泽 陆思琦
　　　　　沈慕涵 宋书行 陈懿铄 唐颖初 余师然

封面设计：万觉工作室